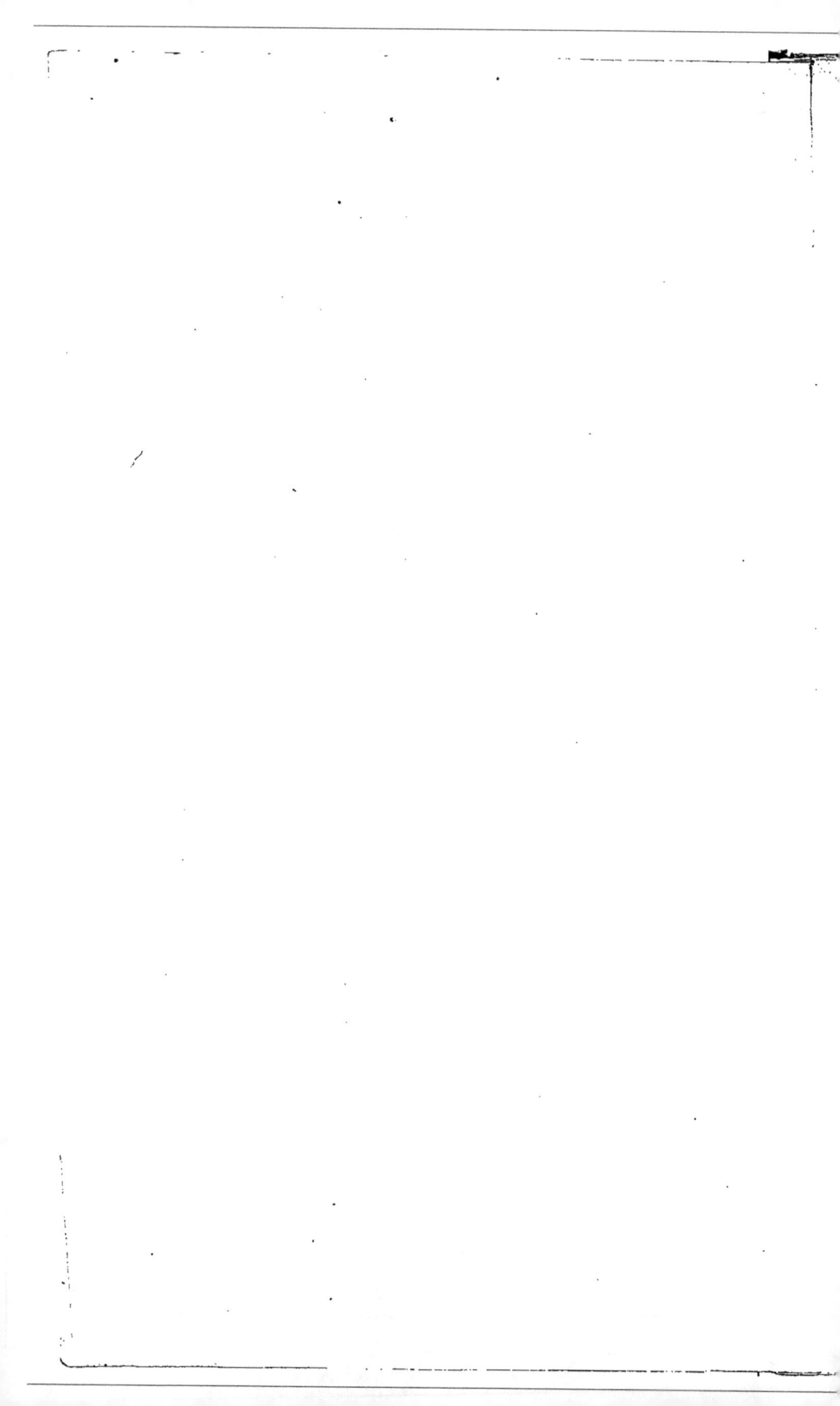

LA

MÉDECINE AU XIXE SIÈCLE

CONSIDÉRATIONS GÉNÉRALES SUR SES ERREURS PHYSIOLOGIQUES

ET SUR

LES CONSÉQUENCES FUNESTES DE LA VACCINE

PAR

J.-P. CHEVALIER

PHARMACIEN-CHIMISTE A AMIENS

Membre de diverses Académies et Sociétés savantes

> Stupides ! jusques à quand aimerez-vous
> la sottise ?
>
> (*Proverbes de Salomon* , ch. I , v. 22.)

60 CENTIMES

PARIS

E. DENTU, ÉDITEUR

LIBRAIRE DE LA SOCIÉTÉ DES GENS DE LETTRES

Palais-Royal, 13-17, galerie d'Orléans

1861

Amiens.— Imp. LEMER aîné, place Périgord, 3.

À Son Excellence

MONSIEUR LE MINISTRE DE L'INTÉRIEUR

EXCELLENCE,

Vivement frappé, depuis quelques années surtout, de la dégénérescence physique dont la majeure partie de nos concitoyens sont atteints, je me mis à en rechercher avec soin les causes. Ce qui m'affligeait particulièrement, c'était de voir certaines maladies redoutables, triste apanage de quelques familles isolées, s'étendre chaque jour davantage et gangrener de plus en plus le sein même de la société. Votre Excellence pensera comme moi, après un mûr examen, que si l'épilepsie, les humeurs froides ou scrofuleuses, les cancers, les maladies de poitrine, les teignes et les autres vices du sang pouvaient être considérablement diminués par la suppression de la vaccine, il serait urgent de le faire au plus tôt.

Après une étude approfondie et consciencieuse des faits multipliés qui se sont passés sous mes yeux, je suis resté intimement convaincu que la vaccine est la cause d'une multitude de maux qui affligent aujourd'hui notre pays. Bien loin de contribuer à l'hygiène publique, l'inoculation du virus des vaches apporte, chez les individus vaccinés, le germe d'une foule de maladies, et le danger est encore plus terrible lorsque le vaccin est pris directement sur l'homme.

Jenner, l'inventeur de l'inoculation, ne croyait que médiocrement à son efficacité, puisqu'il ne fit jamais vacciner ses propres enfants. On avait découvert, en Angleterre, que les vachères n'étaient pas atteintes de la variole, et ce fut cette idée hasardée qui détermina l'application du virus vaccinal. Mais cet effet n'était dû qu'à l'atmosphère dans laquelle elles vivaient; puisqu'il est reconnu que le séjour prolongé dans les étables suffit pour préserver d'un grand nombre d'indispositions. Si une simple observation de Jenner a pu assurer le triomphe de son système d'inoculation, une seule bien établie, dans le sens contraire, doit le faire rejeter.

D'ailleurs, transmis de la vache à l'homme, le vaccin donne à ceux qui le reçoivent les instincts de la bestialité. Ce n'est jamais en vain qu'on insinue dans les veines une substance quelconque; elle réagit nécessairement dans tout l'ensemble du corps de l'individu, et son action ne reste pas sans résultat. L'enfant auquel on aura inoculé du vaccin pris sur un être rachitique, malsain, né de parents dont le sang est vicié, prendra infailliblement les maladies latentes de ce dernier. Et comme le sang est une des forces vitales principales de l'homme, la différence du tempérament chez deux individus, la différence même des facultés intellectuelles et morales, suffira pour qu'un enfant né avec les meilleures dispositions, les trouve combattues par d'autres instincts qui

n'étaient pas les siens, et qui lui ont été donnés par la vaccination.

Votre Excellence me permettra de ne pas entrer dans de
plus longs détails sur les conséquences fâcheuses et multi-
pliées qui résultent de l'inoculation ; elle les trouvera plus
amplement développées dans la brochure que j'ai l'hon-
neur de lui faire parvenir. Il est à regretter que les gouver-
nements qui, depuis 1808, se sont succédés en France, aient
cru devoir se poser en défenseurs constants d'une pratique
monstrueuse qui n'a servi qu'à vicier la constitution humaine,
et qu'ils l'aient propagée de toute leur autorité. Sans doute,
désireux d'assurer le bien-être général, le pouvoir a cru
qu'il était de son devoir de populariser l'inoculation ; mais il
aurait dû, avant de soutenir les idées du corps médical à ce
sujet, faire étudier sérieusement les résultats de la vaccine,
et se demander ensuite s'il est bien sensé d'introduire dans le
sang de ses concitoyens des maladies certaines, dans l'espoir
de les garantir d'une indisposition dont ils n'auraient peut-
être jamais eu à souffrir.

Je n'ignore pas, Excellence, toutes les difficultés que le
gouvernement et le corps médical auraient à rencontrer si,
après s'être montrés remplis d'un si grand zèle pour la propagation de la vaccine, il leur fallait avouer que l'inoculation, au lieu d'être utile à la société, lui a toujours été nuisible ; — qu'elle a entretenu la variole au sein de l'humanité,
alors qu'elle serait aujourd'hui éteinte pour jamais ; mais
toutes ces considérations d'intérêt particulier doivent céder le
pas à l'intérêt général. Que le gouvernement fasse une enquête, mais une enquête sérieuse et désintéressée, et je suis
certain qu'il reconnaîtra bientôt l'erreur où il a été entraîné.
Je ne lui demande pas de revenir sur le passé ; — ce que
je désire, c'est qu'après avoir reconnu tous les dangers et
tous les malheurs causés par l'inoculation, on n'oblige plus

les citoyens à se faire vacciner malgré eux ; — qu'on ne contraigne pas ceux qui ont le rare bonheur d'être nés d'un sang pur, sans corruption aucune, à devenir les victimes infortunées de l'erreur des hommes et à porter, au sein des générations futures, un fléau dont les conséquences deviendront toujours plus désastreuses.

Persuadé que Votre Excellence tiendra compte des observations que je lui adresse, et que, pour la satisfaction d'une coterie, elle ne sacrifiera pas le bien-être général aux avantages de quelques particuliers,

Je la prie d'agréer à l'avance, avec ma reconnaissance, l'assurance des sentiments respectueux de

Son très humble et très dévoué serviteur,.

J.-P. CHEVALIER.

Amiens, le 17 juin 1861.

I.

Si nous jetons un coup d'œil attentif sur la marche
de l'esprit humain, nous le voyons tendre chaque
jour davantage vers la perfection dans les sciences,
les lettres et les arts, l'industrie, le commerce et
l'agriculture ; tandis que, par une singulière con-
tradiction, il décline de plus en plus sous beaucoup
d'autres rapports. Triste et malheureuse condition
de l'homme ! A peine a-t-il acquis les premières
notions d'une science, qu'il se croit, dans sa vaniteuse ignorance, la posséder toute entière. On le
voit alors se prononcer hardiment sur les questions
les plus épineuses, affirmer par amour-propre ce que
son jugement lui-même ne parvient pas à lui per-
suader comme rigoureusement exact. Voulant mon-
trer à tout prix une supériorité prétendue, que lui
importent les terribles conséquences qui pourront
résulter de ses téméraires assertions ? L'infaillibilité
sans contrôle , sans discussion de la part de ses sem-

blables, voilà ce qu'il réclame avec ardeur. Mais comme il a besoin, pour augmenter sa force, de l'appui de quelques-uns de ses concitoyens, il leur fait entrevoir le doux mirage de brillantes prérogatives, s'ils veulent s'unir à lui pour soutenir les mêmes intérêts. Dès lors il est résolu qu'on s'organisera en corporation, que cette corporation emploiera tous ses efforts pour recruter de nouveaux membres, subissant les mêmes passions, partageant les mêmes opinions, et que, lorsque le nombre des adeptes sera assez considérable, on mettra tout en œuvre pour dominer et asservir l'immense majorité de ses semblables. De divisés qu'ils étaient, les intérêts deviennent communs, et chacun fait de la cause de ses collègues la sienne propre, afin d'obtenir la puissance, la considération, la fortune, et faire reconnaître peu à peu son infaillibilité.

Et cependant, l'histoire de tous les siècles et de tous les pays n'est-elle pas là pour démontrer que nous sommes tous sujets à l'erreur, et que les plus grands parmi les hommes en commettent à proportion du rang et des fonctions dont ils sont revêtus ? Qui de nous oserait donc sérieusement avancer qu'il ne s'est jamais trompé ? L'ancien proverbe : *Errare humanum est*, n'en est-il pas la confirmation authentique ? Prétendre à l'infaillibilité, c'est faire preuve d'ignorance, d'aveuglement ou d'un cruel égoïsme, et le plus sage d'entre nous est encore bien loin d'avoir atteint la perfection.

Mais c'est surtout dans la médecine, dans cet art

si difficile et si obscur, qui ne repose pas sur des
données positives, mais sur l'expérience de chaque
jour ; — dans cet art qui ne se peut transmettre ni par
l'étude, ni par la naissance, que l'homme est tombé
dans de plus pernicieuses erreurs. Ayant abandonné
les sages maximes des anciens, qu'ils ont remplacées
par des théories sans fondement véritable, les médecins modernes se sont égarés dans un vaste laby-
rinthe d'où il leur serait désormais impossible de
sortir. De l'accessoire ils ont fait le principal, qu'ils
ont relégué au second plan. Il ne faut donc pas
s'étonner si nous les voyons s'éloigner toujours
davantage de la vérité et marcher à tâtons au milieu des ténèbres épaisses qu'ils ont accumulées
autour d'eux. Montés sur des vaisseaux sans pilote
et sans gouvernail, ils s'abandonnent aux caprices
du vent et des flots, et maintenant qu'ils ont éteint
les phares lumineux qui leur auraient permis d'a-
border facilement au rivage, ils ne sauraient se
sauver du naufrage qui les menace de toutes parts.

Si l'on veut aujourd'hui retrouver l'art de guérir,
que les médecins ont totalement perdu, il faut
édifier sur d'autres fondements que ceux qu'ils ont
posés. Semblables à la Justice, ils n'avoueront jamais
qu'ils se sont trompés et que leurs doctrines sont le
produit de l'erreur. Comme dans beaucoup d'autres
questions, c'est aux anciens — et aux anciens seuls
— qu'il faut revenir, si l'on veut éviter toutes les
broussailles dont les modernes ont parsemé leur
route, et reprendre la voie si large, si aplanie, à

travers laquelle les premiers peuples n'ont trouvé aucune aspérité pendant leur tranquille et paisible existence.

II.

Cosmopolite, la médecine n'a point de patrie, et toutes les nations anciennes qui se sont adonnées aux sciences, lui ont en même temps donné naissance. Pendant que les prêtres égyptiens la pratiquaient en secret, on l'exerçait avec beaucoup de mystère dans les temples de la Grèce, et elle était la propriété héréditaire des Asclépiades. Hippocrate, surnommé le sage de Cos, descendait de cette famille. Ce fut en s'appuyant sur les traditions léguées par ses ancêtres et sur les annales de la médecine des prêtres, qu'il fit de cet art une science libre dont il devint le fondateur. Par la suite, la doctrine d'Hippocrate et la philosophie de Platon se confondirent dans les questions du même ressort. Mais cet art ayant dégénéré en une dialectique sans utilité réelle, on vit bientôt s'élever successivement les écoles empirique, méthodique, pneumatique et éclectique.

Un citoyen de Pergame, nommé Galien, esprit créateur et doué de connaissances profondes et variées, mit un terme à ce regrettable état de choses. Fondant, comme Hippocrate, ses préceptes sur les enseignements de la nature, Galien vit son système l'emporter sur les autres, et ce système s'est soutenu jusque vers le milieu du VIIe siècle. A cette époque, un peuple spirituel, intelligent, ayant conquis une partie du monde, ne délaissa pas la science médicale. Les Arabes, acceptant pour base les doctrines de Galien, y apportèrent diverses modifications. et l'améliorèrent notablement sous le rapport pratique et pharmaceutique. La médecine arabe devint surtout florissante sous Avicenne, qui obtint, pendant quelque temps, plus de crédit que Galien. Mais l'illustre citoyen de Pergame recouvra enfin son autorité, qui est restée depuis incontestée.

Avec l'école de Salerne, dont la création remonte au IXe siècle, et qui fut consolidée dans le XIIe et le XIIIe, se fonde la médecine d'Occident. Les doctrines des médecins grecs étaient la base de la médecine de cette célèbre école. L'art médical, presque exclusivement exercé par des moines ignorants, fut, pendant tout le moyen-âge, galléno-arabe. Mondini donna, au XIVe siècle, un grand essor à l'anatomie, et la découverte de l'Amérique, faite à la fin du XVe siècle, enrichit la pharmacie et la botanique de plantes nouvelles. L'apparition de maladies inconnues jusque-là, et que la négligence, la malpropreté et les excès vinrent singulièrement compliquer, agrandit le champ de la médecine pratique. La chute du Bas-Empire fit refluer en Occident un certain nombre de Grecs illustres par leur savoir, qui y popularisèrent l'étude de leur belle langue, et les ouvrages des médecins de cette nation, surtout ceux d'Hippocrate, devinrent l'objet d'un sérieux examen. Au XVIe siècle, la chute du système de Galien était complète, et Théophraste Paracelse fut un de ceux qui y contribuèrent davantage. En 1644, les maximes chimico-théosophiques de cet illuminé furent recueillies et mises en ordre par Van Helmont, qui lui assura une certaine réputation jusqu'au moment où, dépouillées de toute théosophie par François Sylvius, elles eussent été réduites à leur juste valeur, c'est-à-dire à n'être plus qu'un système chimico-matériel. G.-E. Stahl ne voulut y voir qu'un système psychiatrique.

La grande découverte de la circulation du sang, faite par Harvey, enfanta bientôt l'école iatro-mathématique, dont Alphonse Borelli fut un des principaux soutiens, avant qu'il embrassât le système dynamique de F. Hoffmann. De là sont sorties les écoles dynamiques des temps modernes.

Chacun connaît les noms restés célèbres des Broussais, des Bichat, des Cabanis, des Magendie, des Richerand, des Corvisart, des Roussel et de tant d'autres qui ont illustré notre siècle par leur savoir étendu et leur longue expérience. Mais nous croyons que si ces hommes remarquables, au lieu de se livrer à l'étude de sciences dont l'utilité est plus ou moins contestable, s'étaient contentés d'interroger davantage la nature dans ses secrets, ils auraient été plus grands encore dans l'art de guérir leurs malades, et auraient acquis une renommée à jamais immortelle parmi leurs concitoyens.

III.

Ce n'est, en effet, ni par l'empirisme, ni par le dogmatisme, ni par l'éclectisme, ni par le scepticisme, ni par le rationalisme, envisagés comme systèmes, que les médecins détruiront les causes des maladies qu'ils sont constamment appelés à traiter. Sans doute, dans l'état actuel de corruption où se trouve la société, l'étude et l'application de la phytologie n'est plus suffisante. A des corps viciés par la débauche, ou engendrés de parents malsains et dont le sang a perdu sa première pureté, les effets salutaires que peut procurer la combinaison de certaines plantes n'auraient pas lieu, et la connaissance de diverses autres sciences peut être utile aux médecins dans les graves circonstances. Mais ce que nous blâmons, — ce que nous blâmerons toujours — c'est qu'on ait fait de ces sciences secondaires l'objet principal de la médecine; — c'est que l'art de guérir ait été délaissé au profit de questions d'école et qui n'intéressent en aucune manière le malade. En effet, celui qui souffre ne demande pas au docteur qu'il fait appeler, d'être une encyclopédie vivante ; — il ne recherche auprès de lui que la guérison, ou tout au moins un allégement à ses maux.

Si, au lieu de consumer leur temps en travaux inutiles et stériles, ceux qui se consacrent à rétablir la santé de leurs semblables se pénétraient bien des importantes fonctions dont ils prennent la lourde charge ; — si, renonçant aux divagations de leurs systèmes, leur immense amour-propre cédait le pas à l'intérêt de leurs concitoyens, qui leur confient aveuglément le plus précieux des biens; — si le vil amour des richesses et des honneurs n'était pas aussi profondément enraciné dans leur cœur; — si, sortis des bancs de l'école, ils comprenaient mieux leur mission et ne se regardaient pas, grâce à leurs diplômes, comme dégagés de toute étude postérieure; — s'ils ajoutaient une foi moins aveugle à leur formulaire et une plus grande importance à l'expérience et à l'observation, on ne les verrait pas tomber chaque jour dans ces erreurs déplorables dont on leur attribue avec raison les funestes conséquences. Plus sensibles, plus charitables, ils ne causeraient pas, par leur coupable légèreté et leur cruelle indifférence, le malheur de tant de familles qui, bien souvent à tort, placent en eux toutes leurs espérances. N'avons-nous pas connu tel médecin qui, en faisant ses visites journalières, emportait avec soi un volume des œuvres de Joseph de Maistre ou de Victor Hugo, dont il faisait sa lecture le long de la route, et qui, pour le vain plaisir d'aller toucher l'orgue, abandonna un jour une femme en plein accouchement?...

Les faits que nous rapportons sur l'un des membres du corps médical, ne sont pas les seuls que nous possédions à leur charge. Nous pourrions en citer des milliers qui, tous, dénotent chez la plupart des médecins un caractère tout opposé au sacerdoce dont ils sont revêtus.

Toutes les sciences du monde seraient impuissantes à délivrer de la moindre indisposition, si elles n'étaient aidées de l'expérience et de l'observation; tandis que ces deux qualités sont presque suffisantes au médecin pour exercer dignement son art. L'expérience lui apprend à connaître, par les faits qui se sont présentés mille fois sous ses yeux, la véritable situation dans laquelle se trouve un malade. Les accidents passés et les guérisons opérées le guident dans la marche qu'il a à suivre pour le traitement de telle ou telle maladie, et ses déductions seraient souvent d'une logique irréprochable, ses résultats à peu près infaillibles, s'il tenait compte du tempérament de son client, de sa conduite ordinaire, de la santé des parents qui lui ont donné le jour, de la situation atmosphérique et de diverses autres causes qu'il est inutile d'énumérer ici.

L'observation lui apprendrait à découvrir, sur le visage de la personne indisposée, les symptômes de maladies en germe dans son organisation. Un coup d'œil attentif lui suffirait pour savoir quels sont les organes affectés, et distribuer avec sagesse les bienfaisants remèdes qu'une nature, toujours libérale dans ses dons, a semés partout sur nos pas. L'étude approfondie des lois qui régissent notre globe, et la connaissance des influences variées que les autres astres peuvent exercer sur nous, l'empêcheraient de tomber dans une foule d'erreurs qui se renouvellent sans cesse. Pourquoi la nature, qui a indiqué aux animaux les moyens de se préserver d'une multi-

tude d'indispositions ou d'en détruire la cause lorsqu'elles sont survenues, se serait-elle montrée pour
nous une mère moins tendre et moins dévouée?...

Depuis Molière, la médecine a été en butte à des
attaques sans nombre, et tous les écrivains se sont
accordés à dire qu'elle s'est écartée des règles qui
pourraient la rendre florissante. Il n'existe pas sur
la terre une seule plante, un seul remède, qui
soit capable de guérir toutes les maladies. Celui qui
ne veut avoir recours qu'à un seul moyen, soit de
saigner, soit de purger, sans observer si son malade est d'un tempérament bilieux, flegmatique ou
sanguin, ne réparera jamais les désordres arrivés
dans la complexion de ceux qu'il est appelé à traiter.
De même, il est insensé d'aller chercher, pour la
guérison de certains maux, des plantes qui croissent
sous un climat opposé à celui où l'on réside; car la
nature ne peut avoir placé le remède d'un côté et
la maladie de l'autre.

Et cependant, ne voyons-nous pas chaque jour
se renouveler ces grossières erreurs? Chaque médecin n'a-t-il pas la prétention d'appliquer un traitement unique à tous ses malades? En est-il beaucoup
qui scrutent consciencieusement l'état de leurs
clients? Que dis-je? La plupart ignorent que ce
n'est ni la plante, ni le remède par lui-même, qui
amènent la guérison; mais la manière dont l'une
et l'autre sont administrés. Un remède négligem-
ment composé, ou fait avec des substances mé-
diocres, ne produira aucun résultat favorable. Un

retard apporté dans sa distribution, alors que les organes étaient disposés à le recevoir et ne le sont plus, le rendra sans efficacité. A moins de cas extraordinaires, on ne devrait jamais user de remèdes composés, et il serait avantageux pour la science de ne recourir qu'aux plantes et aux plus simples préparations pharmaceutiques, si l'on veut déterminer définitivement leur action dans l'organisme animal.

Ces réflexions nous éloignent beaucoup de la médecine actuelle, et surtout du sujet délicat sur lequel nous nous sommes proposé d'attirer l'attention de nos lecteurs. Si les médecins s'en fussent toujours rapportés à l'expérience et à l'analogie, il est certain qu'ils n'auraient pas infecté l'espèce humaine comme ils l'ont fait depuis la fatale découverte de Jenner. Ils n'auraient pas transmis à la plupart de leurs concitoyens d'affreuses maladies, regardées autrefois comme héréditaires. Ils n'auraient pas tout à la fois dégradé l'homme dans son physique, son intelligence et son moral, comme ils se sont hasardés à le faire, et leur coupable orgueil se soumettrait enfin devant les faits accablants pour eux qui se présentent chaque jour, et qui dénotent la plus complète ignorance ou la plus insigne mauvaise foi.

IV.

Vers la fin du siècle dernier, la variole, par suite de la démoralisation générale, décimait les populations. Depuis le palais des rois et les maisons sei-

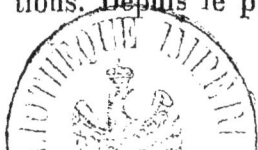

gneuriales jusqu'aux plus humbles cabanes, elle exerçait ses terribles ravages. Ceux qui s'en rétablissaient, restaient infirmes, mutilés, défigurés. En vain l'on appelait les médecins à son secours ; on les voyait balbutier et n'avoir à la bouche que des paroles qui dénotaient toute leur impuissance. Un abus général des procédés pharmaceutiques, voilà ce qu'ils opposaient à la gravité de la maladie nouvelle, parce qu'ils n'en avaient point saisi les véritables causes et que, selon leur trop déplorable habitude, ils prescrivaient au hasard leurs ordonnances.

Ce fut dans ces circonstances que s'introduisit l'inoculation, qu'on s'imagina susceptible de soustraire le genre humain à un mal inévitable, ou à en atténuer tout au moins les désastreux effets. Démence incroyable des savants qui pensaient — et pensent encore — qu'en insinuant dans les veines une maladie légère, on peut se préserver d'en être frappé plus tard d'une manière violente. Dans toutes les parties de notre globe on inocula des millions d'individus, et bientôt on vit paraître des inoculateurs en titre.

Quand nous reportons nos pensées vers ce siècle si grand par son intelligence, si dissolu dans ses mœurs, nous ne pouvons nous empêcher de reculer d'horreur en songeant à l'affreuse opération à laquelle se soumettaient un grand nombre de nos concitoyens. Courir les chances d'une maladie certaine, susceptible de les conduire au tombeau, sous prétexte de se garantir d'un mal qui leur serait peut-être échu dans l'avenir, nous semble le comble de la déraison et une preuve frappante des excès aux-quels peuvent se laisser entraîner les hommes mêmes supérieurs, dès qu'ils se sont une fois fourvoyés dans les sentiers de l'erreur.

La vaccine, expression tirée du mot latin *vacca,* est l'application d'une matière extraite de certaines pus-tules qui se forment au pis des vaches. On la désigne aussi sous le nom de *picote*, et, en Angleterre, sous celui de *cowpox.* C'était une croyance reçue du vul-gaire, au XVIIIe siècle, que ceux qui avaient été vac-cinés n'étaient point sujets à la variole. Les médecins n'en tinrent d'abord aucun compte, et la vaccine n'aurait probablement jamais été adoptée, si un doc-teur anglais, Jenner, ne s'en était pas constitué le défenseur. Cette malheureuse découverte lui valut bien des richesses, bien des honneurs ; mais nous nous voyons dans la nécessité de dire qu'elle fût un véritable fléau pour l'espèce humaine.

V.

En effet, c'est faute d'avoir compris que la variole n'est pas une maladie ordinaire, mais une épidémie qui se déclare dans certaines circonstances données, que la vaccine a été reçue comme un bienfait. La variole, résultat immédiat de la syphilis qui, en altérant les qualités du sang et en lui ôtant sa pre-mière pureté chez des parents coupables, produit chez leurs enfants dégénérés des germes corrup-

teurs, ne se manifeste ni chez tous les individus,
ni à toutes les époques au même degré d'intensité.
Contre un tel mal, l'inoculation du vaccin était,
au reste, aussi absurde que le serait celle de la
syphilis, dont plusieurs médecins modernes ont es-
sayé, mais vainement, d'infecter l'humanité. L'épidémie qui s'était déclarée avec tant de violence à la
fin du xviiie siècle, étant venue à cesser peu à peu,
les partisans de la vaccine firent grand bruit de leur
prétendu remède infaillible, et lui attribuèrent la
guérison d'une maladie sur laquelle ils n'avaient eu
qu'un pouvoir dérisoire. Nous affirmons, nous, que
depuis longtemps la petite vérole aurait subi le sort
de toutes les épidémies; — qu'elle serait éteinte,
épuisée par l'acclimatation, si la vaccine ne l'avait
pas entretenue dans toute sa force et son activité.
Pourquoi, dans leur fureur inoculatoire, n'insi-
nuèrent-ils pas dans le sang de leurs compatriotes
la peste et le choléra, sous prétexte de les en garantir plus sûrement?...

Les tristes expériences que nous avons recueillies,
dans ces dernières années, nous auraient fourni une
preuve éclatante de la vérité de notre point de vue,
si nous n'avions pas été déjà suffisamment éclairé
sur les résultats désastreux de la vaccine et sur son
impuissance à guérir un mal qu'elle n'a jamais su
prévenir. Les faits suivants qui, pour la plupart, se
sont passés à Amiens ou dans le département de la
Somme, et dont nous pouvons garantir toute l'au-
thenticité, édifieront nos lecteurs sur les abus de la

vaccine et les déplorables conséquences qui en résultent pour les familles. Nous les extrayons, en majeure partie, d'un rapport que nous avons adressé naguère à S. E. M. le Ministre de l'Intérieur :

1° DEBUNE, tailleur, a une jeune fille qui, en 1856, a été atteinte d'une petite vérole dont on n'a jamais vu pareil exemple, malgré une vaccination tellement admirable, que le docteur Léger prit sur elle du vaccin pour onze enfants. Son corps a été littéralement couvert de pustules dont elle conserve encore la trace.

2° BERTIN, vicaire à St-Germain, également vacciné, a eu, à la même époque, une petite vérole considérable, dont M. Léger gardera un profond souvenir, tant elle a été remarquable dans sa période éruptive.

3° BAUDELOQUE (Salomon), journalier à St-Maurice-lès-Amiens, avait un superbe enfant qu'il fit vacciner pendant la même année ; mais, dix jours après l'opération, il fut atteint d'une petite vérole épouvantable, à tel point qu'il en perdit l'œil gauche et tous les cheveux. Il est certain que le vaccin portait en soi les germes de cette maladie ; car sa petite sœur, âgée alors de 19 mois, ne l'a point prise, quoiqu'elle restât constamment dans la chambre où son frère malade était couché. Cet enfant ne l'aurait pas eue lui-même, s'il n'avait point été vacciné, puisque ses père et mère n'en ont jamais été atteint.

4° LEMAIRE, peigneur, a fait vacciner son fils à l'âge de 3 mois et de 13 ans; mais, chose remarquable! la petite vérole s'est immédiatement déclarée après la seconde vaccination.

5° LUQUET, garçon boulanger, a six enfants: deux seulement ont été vaccinés et tous se portent bien, excepté l'aîné qui, depuis sa vaccination, tombe en épilepsie.

6° LEFEBVRE, de St-Maurice-lès-Amiens, a deux petites filles. L'une se porte parfaitement, parce que le vaccin n'a jamais pris sur elle; l'autre tombe en épilepsie depuis sa vaccination, quoiqu'aucun membre de sa famille n'ait jamais été sujet à cette maladie.

7° BRIAU (Jean-Baptiste), marchand de légumes, a un enfant qui s'est très bien porté jusqu'à l'âge de quatre mois. Vacciné à cette époque, il tombe depuis lors en épilepsie, sans que ses parents aient jamais été attaqués de cette maladie.

8° DENAN, fileur, a un enfant qui a été vacciné la cinquième semaine de sa naissance, et, bien que ses parents n'aient jamais été sujets à l'épilepsie, il en est affecté depuis ce moment.

9° DELBARRE, fabricant de chandelles, avait un enfant âgé de 14 mois. Quinze jours après sa vaccination, il tomba en convulsions, et ces convulsions ont duré jusqu'à 3 ans.

10° GAUTIER, ouvrier peintre, avait un enfant de 14 mois, très bien portant. Onze jours après avoir été vacciné, tout son corps fut couvert de boutons violacés, qui n'étaient autre chose que des pustules vénériennes.

11° FLANDRE (Hippolyte), tisseur à Flixecourt, a un enfant qui, après avoir subi l'opération de la vaccine, a eu un engorgement violacé au bras et qui a fait craindre la gangrène. Cet enfant, depuis lors, est affecté de maux d'yeux, d'éruptions spontanées, accompagnées d'une forte fièvre.

12° PLUQUET, contre-maître à la filature du faubourg de Hem, a un enfant qui a été pris, le 17 mai 1855, douze jours après une superbe vaccination, d'une petite vérole épouvantable qui nous porte à croire que l'intensité de cette maladie n'a été due qu'à la surexcitation produite par le vaccin.

13° LAMBERT, cordonnier, ayant eu cinq beaux boutons de vaccin, se croyait à l'abri de la petite vérole ; mais, en juin 1855, il en fut frappé d'une manière fort alarmante.

14° GOVIN, débitant, a fait vacciner son fils à l'âge de 6 semaines, sans qu'il l'ait pu préserver de la petite vérole. Cet enfant avait alors 3 ans.

15° SELLIER, boucher à Renancourt-lès-Amiens, a un petit garçon et une petite fille qui, malgré la vaccine, ont eu, en 1855, une petite vérole peu ordinaire.

16° POIRÉ (Timothée), employé chez M. Calvet, confiseur, a neuf beaux grains de vaccin, ce qui ne l'a point empêché d'avoir la petite vérole à l'âge de 23 ans et avec une intensité inouïe.

17° NATALIS (François), tisseur, a été vacciné deux

fois; mais, à l'âge de 27 ans, il n'en a pas moins eu la petite vérole d'une manière considérable.

18° MATIFAS (Benjamin), corroyeur, a fait vacciner son enfant à l'âge de 5 ans ; on avait même admiré le bel aspect des boutons ; mais, quatre jours après l'inoculation, il fut pris d'une petite vérole tellement intense, qu'il en perdit l'œil gauche, à part les autres marques qu'elle lui a laissées.

19° LONGY, fabricant de soufflets, a un enfant qui a été vacciné à l'âge de 3 mois. En juin 1855, alors âgé de 3 ans, il a eu la petite vérole.

20° ROUARD, ouvrier fondeur, ayant eu la petite vérole dans son enfance, voulut faire vacciner son fils, à onze mois, pour lui épargner les suites fâcheuses de cette maladie. L'inoculation a été malheureusement inutile ; car, quatre mois après, cet enfant en a été affecté d'une manière déplorable.

21° GALLOT, tisseur, a un enfant sur lequel aucun vaccin n'a jamais pu prendre.

22° SOREL (Alphonse), vacciné d'abord à l'âge de 3 mois, puis à 13 ans, a été affecté, en dépit de cette double inoculation, du virus variolique à l'âge de 31 ans, et s'il n'en est résulté que des marques profondes sur son visage, sa vie n'en a pas moins été gravement compromise.

23° Mme LEMOINE, brasseur, a subi le même sort avec des conséquences non moins tristes et non moins déplorables.

24° ABRAHAM, liquoriste, plus malheureux que

les autres, a succombé au milieu des plus atroces souffrances.

25° Jovelet, cultivateur à Beaucourt, a quatre enfants. Deux sont très bien portants ; les deux autres tombent en épilepsie. Sa généalogie, que nous avons scrutée avec soin, nous a fourni partout des hommes robustes et de bonne nature.

26° Ledoux fils, manouvrier à Hangar, a eu également des attaques de ce genre à l'âge de 8 ans, quoiqu'aucun membre de sa famille n'ait jamais été sujet à cette maladie. Nous croyons utile de dire que l'enfant sur lequel on a pris du vaccin pour l'inoculer, est mort de convulsions à l'âge de 3 ans environ.

27° Mallet, tisseur ; Tessier, fileur, et Piolet, n'ont pas échappé à la fureur de la petite vérole, quoique vaccinés, et cela dans des années où l'épidémie n'existait pas à Amiens.

28° **Fontaine, tourneur à la fabrique du faubourg de Hem, a un enfant qui, le 7 novembre 1856, à l'âge de 10 mois, et trois jours après sa vaccination, a été pris de convulsions et d'engorgements des glandes du cou tellement extraordinaires, qu'on a craint un moment une strangulation. Le quatrième jour, la petite vérole est venue couronner l'œuvre.**

29° Bocquillon, d'Ailly-sur-Noye, a un enfant qui a été vacciné à l'âge de 9 mois. Depuis cette époque, il est sujet à des attaques d'épilepsie.

30° **Vast, ménager à Arquèves, a une petite fille qui, jusqu'à l'âge de 6 mois, s'est très bien** portée. **M. Delasalle**, médecin à Ailly-sur-Somme, l'ayant vaccinée à cette époque, elle fut prise immédiatement d'une éruption dartreuse sur toute l'étendue des bras et de la poitrine, et c'est en vain que, depuis deux ans, on cherche à la guérir.

31° GODRAN, étalonnier dans la même localité, s'étant servi du même vaccin pour son garçon, ce dernier subit les mêmes accidents que la fille de **M. Vast**, avec complication scrofuleuse. Cet enfant est maintenant âgé de 2 ans et demi. Les parents de ces deux dernières familles sont très bien portants, très robustes et de bonne nature.

32° LEJEUNE, brossier, a six enfants. Cinq jouissent d'une excellente santé; seul, le plus jeune, Léopold-Désiré, est atteint d'humeurs froides et scrofuleuses.

33° BONIVAR a quatre enfants. Trois se portent parfaitement; le second a contracté des humeurs froides.

34° MALLET, cordonnier, ayant dû se faire vacciner à l'âge de 11 ans, pour être admis à l'école communale d'Amiens, se trouve atteint de la petite vérole, tous les sept ou huit ans depuis cette époque. Agé aujourd'hui de 54 ans, son masque n'a plus la forme humaine.

35° TOUZET, manouvrier au faubourg de Hem, a cinq enfants tous vaccinés, ce qui ne les a pas empêchés d'avoir la petite vérole, qui les a horriblement défigurés. L'un a perdu un œil, l'autre le nez, un troisième tous les cheveux, etc. La mère, quoique vaccinée, l'a eue également ; tan-

dis que le mari, âgé maintenant de **58 ans et
non vacciné, n'a jamais été atteint de la petite
vérole.**

Dans toutes les circonstances que nous venons de
signaler, le vaccin seul a pu déterminer les accidents
qu'on a eu à déplorer, et nous pourrions citer mille
autres exemples pour corroborer nos assertions. **Au
15 juillet 1855, on comptait 15 à 16 cas de petite vérole à l'Hôtel-Dieu d'Amiens. Sur ce nombre,
un seul individu, Eugène Delacourt, âgé de 35
ans, n'avait point été vacciné. Chose étrange !
Tous ont été plus ou moins marqués du passage
de cette maladie, tandis que chez lui on n'en voit
aucune trace.** Nous avons pu constater, pendant
l'épidémie qui a affligé, il y a quelques années, le
département de la Somme, que *ce sont les personnes
vaccinées qui ont été le plus maltraitées de la variole*,
et un de nos amis de Saint-Pol *(Pas-de-Calais)*
nous écrivait, il y a quelque temps, que *tous les enfants de cette ville, quel que fût leur âge, étaient en-
levés par le croup aussitôt après la vaccination.* —
Sur 1,100 cas de petite vérole enregistrés à Paris,
en 1825, 800 personnes vaccinées en portèrent des
traces à jamais ineffaçables, et les 300 autres suc-
combèrent, en dépit de l'inoculation.

Durant notre séjour en Afrique, nous avons vu des
cas d'éruption variolique tellement incroyables,
qu'il nous serait impossible de les décrire. — M. Sa-
quab, cantinier de zouaves, ayant fait vacciner son
enfant à l'âge de 4 mois, il en résulta pour ce

dernier, douze jours après l'inoculation, le masque
dartreux; tandis que l'enfant de M. DELON, boulanger, sur qui l'on avait pris le vaccin, eut une éruption permanente de boutons violacés sur tout le
corps. Depuis cette époque, ces enfants sont toujours
malades, et nous doutons fort qu'ils vivent longtemps dans cet état.—M. DAURÉ, colon à El Lafroun,
près Blidah, avait deux enfants qui s'étaient toujours
bien portés jusqu'à 7 ans. A cette époque, ayant eu
la faiblesse de céder aux sollicitations pressantes des
médecins, qui les voulaient vacciner, *ces enfants reti-
rèrent de l'inoculation des ophthalmies qui les ont ren-
dus presque aveugles, en dépit des remèdes sans nombre
auxquels on les a soumis.* — M. Salvator SARAGOUSSI,
Sicilien, âgé de 30 ans et résidant à Médéah depuis 9 ans environ, **a été attaqué, malgré le vaccin,
d'une petite vérole dont il serait difficile de donner
une juste idée ; car jamais l'on n'a vu, même dans
l'éléphantiasis, un corps plus hideux, plus meur-
tri et plus profondément infecté.** Nous doutons
même que lors de la première invasion du virus variolique, cette maladie ait produit de plus terribles
ravages. Il faut donc en conclure que l'inoculation
vaccinale, bien loin d'en diminuer l'intensité, a entretenu son activité, sa puissance morbide sur les
principes de la vie. Nous sommes également persuadé que cet individu, dont les parents n'ont jamais
été vaccinés ni atteints de la variole, ne l'aurait pas
eue lui-même, si l'on n'avait pas insinué dans ses
veines du mauvais vaccin. — Alphonse CASANOVA,

âgé de 23 ans, et Natalis Castigliola, à l'âge de 32
ans, ont subi en même temps un sort semblable au
précédent. Castigliola n'a cependant pas été aussi
tristement mutilé que les autres, parce qu'il était
d'une constitution plus vigoureuse.

Vivement pénétré des accidents déplorables causés
par la vaccination, nous nous sommes mis à étudier
sérieusement cette question, et le résultat de notre
travail a été qu'en déposant dans la circulation du
sang les germes d'une foule de maladies, le vaccin
inocule aussi des vices moraux s'il est pris sur d'autres individus, et conduit à la bestialité, s'il est directement extrait de la vache. Quelque dangereux,
quelque criminel qu'il soit d'introduire, n'importe
par quel moyen, des semences de pourriture dans
l'organisme animal, nous comprenons cependant
qu'à une époque où la petite vérole sévissait avec
tant d'intensité, l'idée de Jenner ait pu triompher
d'une multitude d'obstacles. Aujourd'hui que cette
épidémie exerce beaucoup moins de ravages, grâce
à la surveillance active exercée par le gouvernement
sur les maisons de tolérance; — grâce aussi à l'assai-
nissement continuel des communes, nous pensons
qu'il serait temps enfin d'examiner consciencieusement les propriétés réelles du vaccin, et de préciser
quelles sont ses influences véritables sur l'homme.
Pour nous, nous croyons fermement que les accidents
déplorables survenus récemment au 10e d'artillerie,
doivent être attribués à la revaccination, et nous
ignorons comment les partisans de la vaccine pour-

ront se relever du coup inattendu qui les a récemment frappés.

VI.

En effet, le corps médical est encore tout atterré sous le poids de l'indignation générale qui s'est produite contre lui au sein des populations, en présence des effets désastreux qu'un de ses membres s'est vu dans la nécessité de constater, par ordre du gouvernement. Tout en regrettant les victimes des erreurs de la corporation médicale, nous ne pourrions, d'un autre côté, que nous féliciter de leur nombre considérable et des conséquences terribles qui ont résulté de l'inoculation, si l'autorité supérieure ouvrait enfin les yeux et n'imposait plus à chaque citoyen l'obligation de faire vacciner ses enfants.

Le baron Larrey, chargé d'adresser un rapport sur les faits qui se sont passés à Toulouse, s'en est acquitté d'une manière aussi peu compromettante que possible ; mais si, dans cette circonstance, il nous a montré toute son habileté, ce rapport ne contient pas moins des aveux précieux que nous nous sommes empressé de recueillir. Sans doute, les réticences y abondent ; les faits y sont un peu dénaturés ; la logique y fait complétement défaut ; les contradictions y fourmillent ; mais un observateur calme et impartial y découvre bien des choses que le baron Larrey a gardées par devers soi. On peut bien tromper les masses, mais il est plus difficile d'abuser le gouvernement, à moins que cela ne soit dans ses intentions. Nous comprenons, au reste, toutes les difficultés de la position qui a été créée au baron Larrey. Condamner les doctrines reçues, depuis plus de cent ans, par tout le corps médical, quand on en est membre soi-même, quand on les a acceptées et défendues toute sa vie, c'est être placé dans une situation fâcheuse et à laquelle on a peine à se résigner. Mais la vérité saura pourtant se frayer un chemin au milieu des nuages épais si savamment amoncelés dans ce rapport, et nous sommes certain qu'elle triomphera bientôt de toutes les subtilités et du langage amphibologique dont M. Larrey l'a entourée.

« Le vaccin — dit ce docteur, en parlant des victimes du 10e d'artillerie — avait été pris, le huitième jour, sur trois hommes sains et robustes, présentant les pustules caractéristiques, et n'ayant jamais été atteints d'affections contagieuses. »

Enregistrons cette précieuse déclaration, dont les termes ne laissent rien à désirer.

« Dès le lendemain, l'un des artilleurs était atteint d'un phlegmon diffus à l'un des bras, avec complication de fièvre typhoïde, dont l'origine, présumée antérieure à la revaccination, mais demeurée latente jusque-là, s'était révélée immédiatement après.

» Le développement des symptômes et des complications a été si rapide, que l'inflammation érysipélateuse était bientôt suivie de phlegmons diffus avec suppuration profonde, étranglements sous-aponévrotiques, et mortification partielle des tissus cellulaires et de la peau.

» Grâce à des soins immédiats et bien entendus, des incisions et des débridements ou des contre-ouvertures avaient en partie remédié aux accidents progressifs de suppurations profondes et d'étranglements gangreneux. Une sage décision, enfin, provoquée par les médecins-majors de la place, avait déjà suspendu la revaccination jusqu'à nouvel ordre.

» Si des accidents sérieux et multiples se manifestent, par une cause ou par une autre, à la suite de la revaccination, il faut avant tout la suspendre et en ajourner assez loin la continuation. »

Pour être logique dans ses conclusions, M. Larrey aurait dû en dire autant de la première vaccination. Et puis, lui demanderons-nous, qui vous a dit, à vous qui ne vous en doutiez pas la veille, que l'artilleur dont vous parlez, portait en soi le germe de maladies qui ne s'étaient pas encore déclarées? Nous prétendons, nous, que la fièvre typhoïde, qui lui est survenue, accompagnée d'autres maladies, lui a été insinuée par le vaccin et en a été la conséquence immédiate.

« L'élévation extrême de la température, ajoute ce docteur, comme l'intensité du froid, qui ne paraissent pas toujours favorables aux bons résultats de la revaccination, permettraient de la pratiquer de préférence au printemps ou en automne, à condition de la soustraire, autant que possible, à la

coïncidence des épidémies afférentes à ces deux sai-
sons.

» On devrait même tenir compte de la constitution
médicale, indépendamment des épidémies propre-
ment dites, et s'abstenir aussi lorsqu'il existe dans
la localité soit des érysipèles, comme à Toulouse,
soit quelques autres affections exanthémateuses ou
éruptives. »

La vaccine étant susceptible d'entraîner souvent
la mort pendant l'hiver; l'été, suivant M. le baron
Larrey, lui étant on ne peut plus défavorable, nous
serions curieux de connaître une seule commune
qui, pendant le printemps et l'automne, ne fût pas
sujette à quelque épidémie ou à quelques-unes des
maladies que ce docteur a mentionnées. Pour être
conséquent, M. Larrey aurait dû franchement dé-
clarer que l'année ne contient pas un seul jour pro-
pice à la vaccination, et qu'elle présente toujours de
graves dangers pour celui qui en subit l'opération.
Cette conclusion ressortissait naturellement des
lignes que nous venons de citer; mais ce n'est pas
en vain qu'on appartient à une corporation. Nous
ne sommes donc que médiocrement surpris de lire
la phrase suivante à la fin du rapport que nous ana-
lysons:

« Bien que ces faits ne soient point de nature à
compromettre la pratique de la revaccination, j'ai
pensé cependant très sagement qu'il y a des me-
sures à prendre ou à renouveler. »

Eh quoi! votre rapport est la condamnation la

2*

plus frappante de la revaccination; — au milieu d'expressions longuement étudiées, vous ne pouvez vous empêcher de démontrer toute la faiblesse de vos arguments; — vos aveux naïfs en disent plus que les attaques de bien d'autres; — et, ne pouvant nier des faits qui se sont passés sous vos yeux, incapable d'en cacher toutes les conséquences au gouvernement, vous venez conclure que des accidents aussi terribles que ceux qui se sont produits à Toulouse, ne sont point de nature à compromettre la pratique de la revaccination? Que les intérêts de corps vous fassent soutenir, en dépit d'une cruelle expérience, une thèse remplie d'erreurs et d'absurdités, nous nous en rendons facilement compte; — que les ignorants, abusés par vous et n'ayant aucune connaissance des nouvelles médicales, vous conservent leur confiance, nous l'admettons encore; — ce que nous ne pourrions nous expliquer, c'est que le gouvernement, éclairé comme il l'est et comme il le peut être, soutînt votre cause en présence de faits aussi concluants; — que, de plein gré et sans qu'il puisse en retirer aucun avantage, il se compromît plus longtemps pour vous défendre, et qu'il ne reculât pas devant cette effrayante pensée, que la propagation constante du virus vaccinal fait marcher à grands pas l'humanité vers son extinction totale.

VII.

Le plus simple examen des conditions imposées par M. Larrey aux vaccinateurs et revaccinateurs qui, pour nous, ne sont qu'une seule et même chose, ne nous donne-t-il pas l'assurance que l'inoculation est désormais impraticable? Comment apprécier les affections latentes qui existent dans l'organisme, quand il arrive souvent que l'invasion d'une maladie est instantanée, et que rien ne laisse soupçonner qu'on en est menacé?

Nous ne partageons point la foi crédule de M. Larrey sur les résultats de l'inoculation prophylactique du fluide vaccinal, et nous sommes certain que le public en ferait bientôt bonne justice, si le gouvernement cessait de l'imposer. L'autorité a déjà assez de responsabilité vis-à-vis des citoyens, sans se porter garante de l'infaillibilité médicale, comme elle semble le faire. Il serait de son devoir, au contraire, de rechercher les vices contenus dans l'organisation de ce corps savant, et de remplacer la mauvaise direction de ses études par un retour sérieux aux traditions des anciens qui, s'ils étaient moins versés dans la connaissance de choses inutiles, pratiquaient au moins avec succès l'art de guérir.

Tout en reconnaissant au gouvernement le droit de veiller au bien public, nous pensons, d'un autre côté, qu'il doit le faire avec une extrême circonspection, surtout en pareille matière. Incapable de juger par lui-même d'une manière approfondie; —

obligé de s'en rapporter aux hommes compétents,
que l'appât des richesses et des honneurs peut égarer, il serait beaucoup plus sage pour l'autorité de
laisser à la médecine, comme dans les pays étrangers, le soin de faire triompher elle-même ses découvertes, dont le succès serait la plus certaine et
la plus efficace recommandation. Quoiqu'ayant
donné naissance à Jenner, l'Angleterre n'a jamais
songé, dans la personne de ses gouvernants, à
rendre obligatoire l'inoculation. Si la Grande-Bretagne n'était pas aussi fanatique de ses grands
hommes ensevelis pour jamais dans la nuit du tombeau, elle aurait répudié, depuis déjà longtemps,
la pratique de la vaccine, et la Chambre des communes, sous prétexte de ne pas faire perdre à
Jenner toute la considération dont son nom est
l'objet, n'aurait pas redouté et repoussé la discussion qu'elle avait elle-même soulevée, en 1857, sur
les effets réels de l'inoculation.

Le peuple est beaucoup plus raisonnable qu'on
ne le croit ordinairement, et nous ne pensons pas
qu'il se soit jamais moqué des conseils d'un praticien, lorsque ces conseils étaient sensés. N'est-il
pas absurde d'obliger quand même les gens à souffrir, à mourir de la main des médecins, lorsque, le
plus souvent, on trouve guérison ailleurs ? Cessons
d'imposer à la société des lois sans fondement véritable, alors elle trouvera une base solide pour s'avancer sans cesse vers le progrès. La médecine
n'est-elle point libre en certains pays ?

Le baron Larrey, qui prétend que la fièvre typhoïde, ainsi que les autres accidents arrivés aux
militaires du 10ᵉ d'artillerie, était chez eux à l'état
latent et n'attendait que l'inoculation du vaccin
pour éclater, aurait dû ajouter, pour compléter ses
incroyables affirmations, que la gangrène existait
aussi à l'état latent. Tout, en effet, a été la conséquence du vaccin, ou il n'en est nullement respon-
sable. A nos yeux, il est clair que le vaccin ren-
fermait en soi tout ce qui s'est produit, d'autant
plus que rien ne laissait supposer que ces individus
fussent antérieurement travaillés d'aucune maladie.
Disons donc avec un écrivain plein de talent,
L. Jourdan (1), que si les médecins ne savent plus
guérir leurs malades, ils savent au moins, ces savants docteurs, sortir habilement d'embarras quand
il s'agit de donner le change à l'opinion et de pallier
leurs erreurs.

Mais si les charlatans diplomés tombent chaque jour
davantage dans le discrédit; — si leur impuissance
est de plus en plus constatée, nous voyons des charlatans émérites qui, eux au moins, guérissent plus
des deux tiers des individus qui leur sont confiés. La
raison en est que ces derniers suivent les doctrines
d'Hippocrate, et qu'au lieu de prendre au sérieux
la science médicale actuelle, qui n'est qu'une
science toute d'agrément, ils se bornent à guérir
leurs malades par l'expérience, l'observation et un

(1) Voir le *Siècle* du 4 juin 1861.

dévouement complet. La physiologie, l'anatomie et la pathologie ne sont que de puissants télescopes à travers lesquels le médecin voit les maladies comme des montagnes gigantesques, là où il n'y a que des atomes.

VIII.

Quand on crie, et avec raison, contre les effets physiologiques de la vaccine, les médecins se drapent majestueusement dans leur immense orgueil et répondent, avec cet air dédaigneux et doctoral qui les caractérise : « On n'inocule que du vaccin ! » — Parbleu ! nous savons fort bien que vous n'inoculez, en cette circonstance, ni de la bile, ni du sang, ni le choléra. Mais nous savons aussi que vous insinuez en même temps dans les veines — et sans vous en douter — un venin dangereux par sa nature viciée et corrompue, puisqu'il est pris sur des individus d'un tempérament différent, et que le vaccin renferme en soi les principes constitutifs d'une foule de maladies.

Dans ses *Lettres sur la Turquie*, lady Mary Montague avance que l'inoculation est pratiquée, en Circassie, depuis l'antiquité la plus reculée, et que les femmes de ce pays s'inoculent mutuellement, dans l'intérêt de la conservation de leur beauté, comme certaines Françaises portent actuellement un vésicatoire au bras, pour se tenir constamment le teint frais. Nous répondrons à cette objection : 1° que les Circassiennes, jusqu'à la fin du XVIII° siècle au moins, n'ayant jamais été atteintes de la syphilis, elles n'avaient pas à se garder de la petite vérole, ni ne pouvaient se la communiquer par l'inoculation ; — 2° que cette inoculation entre des individus possédant un sang très pur, ne peut porter une sérieuse atteinte à leur santé ni vicier leur constitution physique ; — 3° qu'on ignore encore aujourd'hui la matière primitive dont les Circassiennes se sont servies pour l'inoculation.

Quand nous prétendons que le *cowpox*, ou virus des vaches, ne vaut guère mieux que le vaccin pris sur des individus, c'est qu'il inocule en même temps la bestialité et les maladies dont l'animal peut être affecté. Pour n'en citer qu'un exemple, nous dirons que M. TARDIEU, instituteur à Ste-Livrade (*Lot-et-Garonne*), connaît une jeune fille de 18 ans qui est épileptique, parce qu'elle a été nourrie avec le lait d'une vache qui tombait d'épilepsie. Le pus d'un scrofuleux n'a aucun rapport avec celui d'un sanguin ou d'un bilieux, et nous ne nous trompons certes point en avançant que la propagation du fluide vaccinal est un fléau pour la société. Sur une population de 60,000 âmes, Amiens compte 10,000 cancereux, 8,000 poitrinaires, 5,000 épileptiques et 25,000 scrofuleux. Comment ne pas admettre, après ces chiffres dont nous pouvons garantir l'exactitude, que ces maladies, d'abord restreintes dans certaines familles, ne se sont pas généralisées par l'inoculation du virus vaccinal, la seule cause plausible qui puisse être invoquée à ce sujet ?...

Ce serait une curieuse, utile et intéressante étude, que celle qui aurait pour but de rechercher, non pas à l'aide des livres, mais par l'expérience, par les faits, toutes les causes morbides qui concourent à la destruction prématurée des individus réunis en société. Comme les religions, la médecine a été plus nuisible qu'utile aux peuples modernes, parce qu'elle s'est laissé trop souvent fasciner par l'erreur, et qu'elle a repoussé de toutes ses forces la vérité, pendant qu'elle accueillait avec enthousiasme le paradoxe. Pour ne parler que du vaccin, son inoculation dans le corps humain n'est-elle pas contre nature, et ne voyons-nous pas, malgré toutes ses prétendues qualités merveilleuses, les hommes de notre siècle, presque tous vaccinés, aller toujours en s'étiolant davantage de génération en génération ?... N'a-t-on pas été obligé, récemment encore, d'opérer une diminution dans la taille exigée jusqu'ici pour les soldats ? D'où provient cette dégénérescence continue, alors que les villes et les habitations sont plus saines qu'autrefois, que les mœurs se sont améliorées considérablement, et que l'autorité se préoccupe plus que jamais d'assurer l'hygiène publique ? Tout cela est le fruit de la vaccine, cette calamité sociale, cette aberration totale du sens commun, que cent années d'expérience n'ont pu encore faire entrer dans les idées du peuple. Dira-t-on que les masses sont rebelles au bien qu'on leur veut faire ? Rien de plus faux ! Toutes les découvertes, tous les progrès de l'esprit humain, ont été salués avec transport par toutes les générations; — seuls, les corps savants et privilégiés se sont ligués d'un commun accord contre les hommes qui dépassaient leur intelligence vaniteuse et médiocre. Les érudits de profession ont repoussé et persécuté Galilée, comme plus tard l'Académie des sciences tourna en dérision les inventions et les applications de Fulton sur la vapeur. Le génie n'a jamais été en butte aux haines des peuples, désintéressés presque toujours dans les questions importantes, mais aux mépris et aux insultes des corporations prétendues savantes, désireuses de mettre toujours en pratique ce vers si connu :

Nul n'aura de l'esprit, hors nous et nos amis.

Quelque acharnement qu'y puisse apporter le corps médical; — quelque spécieux que soient ses arguments; — quels que soient les moyens qu'il invoque, — la vaccine, à laquelle il a si imprudemment attaché sa cause, succombera honteusement devant les tristes faits qui vont chaque jour se multipliant. L'erreur peut bien un instant l'emporter sur la vérité; mais, pour être tardif, le triomphe de cette dernière ne brille que d'un plus vif éclat. Maintenant que divers écrivains ont appelé l'attention sur les funestes conséquences de l'inoculation; — que des milliers d'yeux cherchent avidement à recueillir avec empressement tout ce qui peut lui être contraire, elle ne saurait tarder à être appréciée à sa juste valeur. Plein de confiance dans l'avenir, nous pouvons affirmer à l'avance qu'elle sera bientôt regardée comme un préjugé redoutable, comme une pratique monstrueuse qui a déterminé la dégénérescence physique, intellectuelle et morale de l'homme, et qu'il faut bannir à jamais, si l'on veut rendre à la société sa première vigueur et la mâle énergie qu'elle possédait autrefois.

IX.

L'époque où nous vivons, si déplorable qu'elle soit à d'autres égards, est au moins remarquable en ce qu'elle cherche à refaire, à compléter, à renouveler la science médicale. La maladie n'étant qu'un dérangement plus ou moins considérable des organes de la vie, il suffit d'en bien étudier les symptômes pour en détruire promptement les fâcheuses conséquences, et la nature renferme en soi tout ce qui est nécessaire au soulagement de nos maux comme à l'entretien de notre existence. Si demain la société, différente de ce qu'elle est actuellement, suivait une voie régulière, harmonique, nous serions beaucoup moins exposés aux maladies, qui ne seraient, le plus souvent, que de légères indispositions, et l'art médical ne consisterait pas à guérir, mais à prévenir les causes d'altération physique qui se manifestent chez les individus. Plus fortunés que nous, les animaux savent se passer de médecins et se préservent d'une multitude d'infirmités. Serions-nous moins bien partagés qu'eux?...

C'est donc avec une vive satisfaction que nous voyons la lumière se faire un peu au milieu du ténébreux chaos qui nous entourait, et l'on commence à comprendre qu'il est possible de guérir mieux que ne guérit la science actuelle et officielle, contre laquelle s'élèvent chaque jour de nombreuses protestations. Des sociétés pharmaceutiques se fondent de divers côtés, désireuses de voir la pharmacie, cette branche importante de la médecine, se dégager des liens qui l'enchaînaient jusqu'alors au corps médical. La préparation des remèdes, le choix des substances, la connaissance approfondie des plantes, de leurs effets et de leurs principes constitutifs, n'exigent-ils pas du pharmacien un savoir assez étendu pour lui donner le droit de marcher de pair avec l'ordonnateur? Que les pharmaciens poursuivent donc l'indépendance de leur profession, appelée à sauver l'humanité des dangers qui la menacent de toutes parts, et non-seulement la société leur en saura bon gré, mais ils en retireront encore de précieux avantages. Encourageons-les de tous nos efforts, et soyons heureux de voir germer l'idée que nous avons émise et soutenue depuis plus de vingt-cinq ans dans le département de la Somme, idée qui serait réalisée maintenant sans l'apathie et le servilisme de quelques pharmaciens de cette ville. Réjouissons-nous aussi d'avoir été l'un des premiers à dévoiler les aberrations toujours plus profondes du corps médical, et de voir que nos efforts ne sont pas restés infructueux.

En effet, M. Chauvet, de Tours, a récemment fait paraître une brochure très intéressante qui contient l'acte d'accusation le plus formidable qui ait jamais été dressé contre la science médicale. — Un docteur, M. Brun-Sechaud, dont les études se sont particulièrement tournées vers les intérêts moraux et matériels de la profession de médecin, déclare que le corps médical chancelle, souffre et marche à grands pas vers sa ruine. — Un autre docteur, M. Verdé-Delisle, a publié tout un volume rempli d'excellentes raisons et de faits importants qui démontrent les funestes conséquences dont la vaccine est la source, et nous pourrions citer divers autres ouvrages nouveaux ayant pour but la destruction des préjugés et des folles erreurs patronés avec opiniâtreté par l'ensemble du corps médical.

Après la destruction vient l'édification. — C'est pour remplacer toutes les panacées universelles des médecins, et pour soustraire les malades à leur dangereuse influence, que M. Hureaux, ancien pharmacien, vient de livrer à l'impression un travail intitulé : *L'Art de guérir avec certitude, enseigné par la nature et mis à la portée de toutes les intelligences.*

C'est là une série de bons ouvrages qui produiront d'excellents fruits et qui contribueront à propager de meilleures doctrines que celles qui n'ont, hélas ! que trop dominé jusqu'ici pour le malheur du genre humain.

X.

En Angleterre ; le caractère national étant plus sérieux que le nôtre, on y voit se produire bien moins d'événements irréparables, causés par la légèreté et l'indifférence coupables des médecins. Le médecin anglais, persuadé davantage de l'efficacité de ses remèdes, convaincu de l'auguste mission dont il est revêtu, surveille lui-même la préparation de ses ordonnances, et tient à constater l'effet qu'elles produiront sur le malade et à saisir les moindres nuances qui se reflèteront sur sa physionomie. C'est ce que nous avons été à même d'apprécier en maintes circonstances, durant notre séjour forcé à Londres.

Nous souhaiterions, nous, que le médecin appelé au chevet d'une personne indisposée, trouvât dans son cœur quelques paroles de consolation pour elle, au lieu de jeter un regard inquisiteur sur l'ameublement de la maison, pour savoir si sa visite lui sera payée. S'il avait conscience de son devoir, il verrait, dans l'anxiété de ceux qui entourent le malade, autre chose à dire que des banalités souvent mensongères, qui ôtent toute confiance en son art et nuisent surtout à son influence morale qui, dans certaines circonstances, est plus puissante que tous les remèdes.

Encourager celui qui souffre, prendre intérêt à son infirmité, méditer sérieusement l'ordonnance qu'on va prescrire, mettre un temps convenable

daus ses visites , réfléchir avec soin sur chacune de
ses paroles , seraient tout autant de motifs qui fe-
raient pardonner aux médecins la récente augmen-
tation de leur prix à Amiens , et qui les relèveraient
du discrédit général dans lequel, ici comme ailleurs,
ils sont presque tous tombés.

Mais si la médecine actuelle est fausse, il en est
une autre qui est vraie. Ne désespérons pas de l'avenir. Le jour viendra bientôt où l'on cessera de tortu-
rer d'innocents animaux et de chercher, dans les
entrailles encore palpitantes de l'homme, des secrets
qu'on est las de connaître , et qui n'ont nullement
servi à la guérison des malades. Tôt ou tard, il faut
l'espérer, le gouvernement, plus soucieux de tra-
vailler au bien-être général , balaiera des écoles de
médecine tout cet attirail pernicieux dont on les
surcharge , et demandera, à des hommes plus ha-
biles dans la science de l'expérience et de l'observation , d'enseigner aux générations futures l'art de
guérir. Les jeunes médecins exerceront d'après une
méthode réduite aux plus grandes simplifications.
Divisant les maladies d'après les diverses matières
qui entrent dans la structure du corps humain, ils
n'auront à désigner que quelques remèdes simples,
affectés à chacun des organes selon la croissance ou
la décroissance de la maladie. On délaissera la plupart des ouvrages modernes, dont on extraira le
suc , qui servira à compléter les connaissances que
les Hippocrate, les Celse, les Galien, les Boerhaave
et tant d'autres nous ont transmises. Alors , au lieu

de passer un temps précieux à des études stériles, on apprendra à appliquer plus sérieusement les connaissances médicales relativement à l'homme, à ce qu'il mange et à ce qu'il boit, et au changement que chaque chose peut produire en lui. On pourra aussi déterminer la propriété effective des plantes, leur combinaison variée, et profiter avantageusement de quelques-unes des substances que la connaissance de la chimie nous a fait découvrir et affecter à certaines maladies graves. Un traité d'organologie, complet quoique concis, suffira pour connaître le jeu des fonctions vitales et les altérations auxquelles le mécanisme humain peut être exposé. L'étude de la physiologie et de la pathologie interne et externe sera considérablement réduite, et les hôpitaux ne seront plus infectés de la pourriture qui s'exhale des cadavres, et qui ne peuvent que nuire à la santé des étudiants et des professeurs. Les médecins enfin, basant surtout leur science sur l'expérience et l'observation, examineront avec plus d'attention les symptômes des maladies qu'ils sont appelés à traiter, et pourront employer avec certitude les moyens propres à combattre les dérangements survenus dans notre organisation.

Puisse la science médicale se régénérer bientôt en remontant à ses origines, en les étudiant avec soin dans les œuvres des grands hommes d'autrefois! Unis, le gouvernement et le corps médical pourraient assurer l'hygiène publique avec beaucoup plus de succès; mais il faudrait pour cela qu'ils avouassent franchement qu'ils se sont trompés ; — que, bien loin de continuer à se poser, par exemple, en défenseurs acharnés de la vaccine, ils l'interdissent si, comme nous en sommes persuadé à l'avance, une enquête sérieuse et désintéressée venait démontrer toute sa fatale influence.

Ces réformes que nous demandons à grands cris au nom de tous nos concitoyens, au nom de l'humanité toute entière, seront-elles accueillies avec faveur par ceux qui se sont imposés particulièrement la lourde charge de consacrer toute leur existence au bien-être de leurs concitoyens ?...

Nos droits et nos devoirs nous obligeaient à les réclamer, bien que nous n'osions pas trop les attendre, et l'avenir nous dira si le succès aura couronné nos légères espérances.

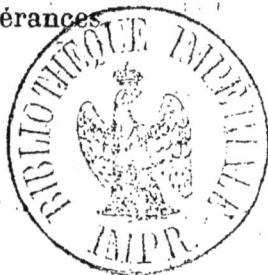

Amiens. — Imp. Lemer aîné, place Périgord, 3.

www.ingramcontent.com/pod-product-compliance
Lightning Source LLC
Chambersburg PA
CBHW071319200326
41520CB00013B/2827